LE
Mal de Mer

PRINCIPAUX REMÈDES
PRÉVENTIFS, PALLIATIFS ET CURATIFS

PAR

M. DE FOURMANTELLES

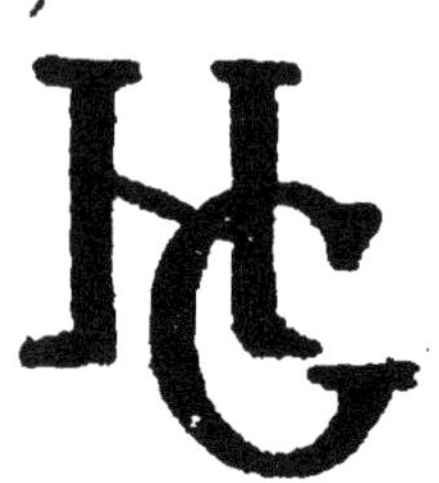

PARIS

HAVARD FILS, ÉDITEUR

27, RUE DE RICHELIEU, 27

—

1898

Le Mal de Mer

LE
Mal de Mer

PRINCIPAUX REMÈDES

PRÉVENTIFS, PALLIATIFS ET CURATIFS

PAR

M. DE FOURMANTELLES

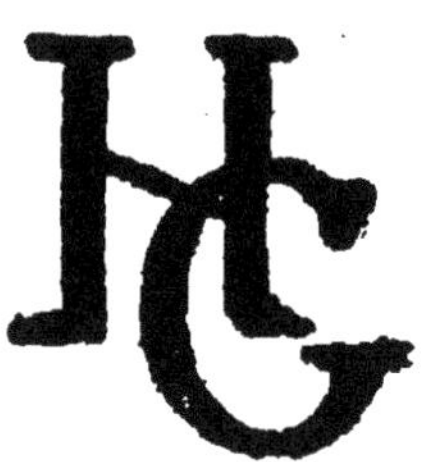

PARIS

G. HAVARD FILS, ÉDITEUR

27, RUE DE RICHELIEU, 27

—

1898

AVANT-PROPOS

Le mal de mer, ou, pour le désigner d'un terme plus scientifique, la *naupathie,* est une des affections les mieux caractérisées et, disons-le en passant, les plus bénignes qui soient.

Si les sensations varient d'intensité suivant le tempérament spécial des individus qui les éprouvent, les symptômes en sont toujours excessivement nets et la marche à peu près constante.

Point n'est besoin, par conséquent, d'être médecin pour pouvoir traiter en connaissance de cause et, nous osons l'espérer, utilement, cette question. Il suffit d'être un tantinet observateur, d'avoir — et c'est notre cas — subi le mal dans toute sa violence et de s'être imposé bravement, comme nous l'avons fait, la tâche de l'analyser.

Ce qui nous a conduit tout naturellement à

chercher le — ou les — remèdes possibles;
et comme à ce propos nous avons obtenu d'ex-
cellents résultats, il nous a paru tout au moins
charitable d'en faire bénéficier nos trop nom-
breux confrères en infortune.

Qu'on n'attende point de nous, néanmoins,
des promesses mirobolantes et que nous pré-
conisions tel ou tel orviétan merveilleux, radical,
infaillible. Non. Mieux vaut l'avouer sincère-
ment dès l'abord. De remède semblable il n'en
existe pas. Il n'en existera jamais. Qu'un seul,
radical en effet, qui est, quand faire se peut,
de ne point s'embarquer. Les fameux spécifiques
contre le mal de mer ont la même valeur
pratique que les spécifiques contre les cors aux
pieds et ceux plus innombrables encore contre
la chute des cheveux. Mais il existe en revan-
che une multitude de remèdes *préventifs* et *pal-
liatifs*, tous bienfaisants à des degrés divers.

Les énumérer par ordre en notant leur action efficace suivant l'intensité et la nature du
mal est déjà, il nous semble, faire œuvre mé-
ritoire. Chacun pourra y choisir selon ses pré-
férences, à la condition toutefois d'en user
sagement, et, le choix fait, de s'y tenir, coûte

que coûte. Rien ne serait plus mauvais, dans la précipitation du dernier moment, que d'essayer plusieurs remèdes à la queue leu-leu, ou de forcer la dose indiquée pour chacun. L'essentiel, du reste, en ce mal comme en beaucoup d'autres, est de ne pas perdre la tête et d'agir de sang-froid ; la frayeur, là surtout, produirait des effets désastreux. A ce propos, nous examinerons, chemin faisant, s'il n'est pas possible d'avoir recours, dans la majeure partie des cas, à un traitement purement *moral*, et si ce traitement, bien appliqué, n'est pas d'une efficacité supérieure à celle des drogues les plus recommandées.

En attendant, quelques mots pour finir sur le plan de cette petite brochure. Bien qu'elle soit d'un caractère absolument pratique et n'ait rien d'un travail pathologique proprement dit, il nous a paru nécessaire, néanmoins, de donner une description raisonnée et théorique du mal de mer, de ses symptômes, de la marche générale des phénomènes et de leurs causes probables — précisément en vue de chercher s'il n'existe pas de moyens mécaniques, thérapeutiques ou moraux d'enrayer la succession des effets constatés.

Notre petite étude aura donc deux parties bien distinctes : l'une d'un caractère plus théorique, comme il est dit dans ce qui précède ; l'autre, tout à fait pratique, contenant l'énumération, par ordre de valeur, des remèdes à appliquer, étant donnée telle ou telle circonstance.

Les personnes qui ne sont que trop facilement sujettes au mal de mer feront bien de sauter, d'emblée, toute la première partie et de courir droit au petit formulaire de la fin. La lecture seule de ces premières pages, fût-ce au moment du départ, pourrait suffire à provoquer les symptômes — et non les moindres — que justement nous prétendons combattre. A Dieu ne plaise que nous rendions à nos lecteurs un si mauvais service ! Ici, plus qu'ailleurs peut-être, l'imagination est toute puissante. N'avons-nous pas nous-même, en décrivant le mal que nous avions éprouvé, plus d'une fois ressenti cette inquiétude amère, ce trouble avant-coureur des premiers frissons, qui vous met le vague, et même « la vague » à l'âme !

N'exagérons pas, cependant. Et même, si le lecteur veut nous en croire, il se livrera, séance tenante, à une petite expérience. Qu'il lise cette étude, d'un bout à l'autre. S'il arrive sans encombre au terme de la première étape, c'est un vaillant, et il est quasi sûr d'échapper à l'étreinte du terrible ennemi. A tout le moins en retardera-t-il la venue, car il n'est rien de tel que d'attaquer sa terreur en face et de savoir avant tout exactement à quoi s'en tenir sur son adversaire. En ce qui nous occupe, c'est le plus sûr moyen, sinon de dompter le mal, au moins d'en diminuer l'intensité, et de réagir par avance contre cet état de prostration lamentable des âmes peureuses, qui, en se laissant aller, prolongent tout simplement leurs souffrances et en aggravent irrémissiblement les effets.

PREMIÈRE PARTIE

I

Description, symptômes et marche de la maladie.

Ceux qui ont la bonne fortune d'être à l'abri du mal de mer ne se font pas faute de rire de leurs voisins moins favorisés ; ils ont tort. Il est évident que l'affection est peu grave, que les suites en sont, ou peu s'en faut, absolument nulles ; il n'en est pas moins vrai que les angoisses éprouvées sont assez redoutables, parfois très aiguës et, ce qui est parfaitement absurde, hors de proportion avec la gravité et la profondeur du mal. Nous connaissons, pour notre part, une dame qui, venue des colonies, et après deux mois d'une horrible traversée, ne consentit jamais à reprendre la mer et préféra faire vendre ses biens à vil prix plutôt que de quitter la France.

On cite également l'histoire d'un Anglais

qui, n'ayant jamais quitté son île, souffrit telle-
ment dans la simple traversée du Pas-de-Calais,
qu'il ne put se résoudre à la refaire et mourut
de nostalgie à Calais; il se fit enterrer tout près
de la côte et défendit par une clause expresse
à ses héritiers de ramener sa dépouille mor-
telle en Angleterre, de peur, disait-il, d'être
contraint encore une fois de rendre l'âme.

Quant à la question de savoir si c'est une
chose ridicule en soi d'avoir le mal de mer,
si cela dénote chez ceux qui y sont enclins une
faiblesse de tempérament, une tare quelconque,
rien n'est plus facile à résoudre. Le mal ne
prouve rien, ni pour ni contre. C'est un don,
comme de savoir faire les vers ou tourner élé-
gamment de petits bâtons de chaise. L'amiral
Nelson qui, sans contredit, était un « lapin »,
fut malade toute sa vie comme un pauvre
bougre. Que les novices se rassurent : nous
avons connu de vieux mathurins qui avaient le
mal de mer à tous leurs voyages : principalement, il faut le dire, quand ils étaient restés
longtemps à terre, ou qu'ils rembarquaient,
légèrement « bus », ou que, par mégarde, ils
avalaient leur chique : et dame, tout vieux

loups de mer qu'ils fussent, ils y allaient de bon cœur, comme le plus vulgaire « terrien ».

Du reste, consolons-nous avec cette remarque que ce sont, d'ordinaire, les gens les plus intelligents et d'imagination ardente, qui sont, sinon le plus cruellement, au moins le plus promptement éprouvés.

A l'abri de cette conviction, hâtons-nous de donner un aperçu des symptômes du mal, observés au fur et à mesure et saisis au vol *in animâ vili*.

Prenons le bateau au sortir du port, lorsque la mer commence à moutonner, et que les passagers ont la première et rude impression du large. Presque tous sont encore debout attendant les événements. La houle, comme pour s'essayer et tâter le terrain, soulève d'un léger coup d'épaules, en tapinois, l'avant du bateau. A ce signal, le front se plisse, et, comme disent les paysans, « frise ses quatre mercredis »; les mains, inertes, éprouvent le besoin, vaguement, de se cramponner à quelque chose. Une inquiétude rampe à la surface de l'âme et bientôt l'occupe tout entière. Que va-t-il arriver? Si l'on est en compagnie, on se met immédiatement, pour la cause la plus futile, à tenir des propos aigres-doux et, finalement, à bouder. Les gens qui ont mauvais caractère deviennent, à ce moment, de vrais « bâtons nerveux ». On se prend à détester les passagers dont la figure « ne revient pas »; on est blessé de l'expression narquoise du mathurin qui, vieux routier, vous détache en passant un petit regard de son œil frisé, — regard qui signifie clairement : « Hé ! hé ! mon gaillard, je vois à ta mine que tu n'iras pas loin. »

On commence à ne plus tenir en place. — « Là-bas, peut-être que je serai mieux. » — On y va, puis finalement, se sentant plus mal, on s'en revient tristement au poste primitif. On a la sensation d'avoir les yeux brouillés, que quelque chose de gluant, comme une éponge imprégnée de brume, s'y est collé; on les frotte éperdûment : peine inutile. A présent, ce sont comme deux toupies tournant, tournant de plus en plus vite sur un matelas de ouate.

Viennent des bâillements, de plus en plus creux, comme si la gorge et l'estomac lui-même se fendaient en deux. Lorsque les bâillements, espacés tout d'abord, se suivent à de courts intervalles, mauvais signe ! Les joues pâlissent, en attendant qu'elles verdissent. Le long du dos, des genoux et des mollets se glisse un froid subit, accompagné de petits frissons : c'est *la tremblote*, bientôt suivie d'un engourdissement de tout le corps. On se sent perdu. Si, cependant, on a la bonne idée, à ce moment, de regarder sa langue dans une glace, on est tout ragaillardi de la voir toute rose et tranquille, et on lui trouve même une petite mine comique, d'être si pimpante, au bord des lèvres blêmes. On a l'eau à la bouche, et, à ce qu'il semble, de l'eau de mer, tant elle est amère. Exactement comme au lendemain d'une petite débauche quelconque, de bière ou de « spirits ». On crache une salive claire, qui s'effiloche comme le blanc d'un œuf mal cuit : il semble qu'on vient de fumer sa première pipe. A supposer que notre patient soit jusqu'à présent resté debout, le moment est venu où il va s'asseoir, ou, plus exactement, se laisser choir quelque part : sur un siège imprévu, dont la nouveauté le distraie, amas de voiles ou cordages lovés. Toute sa pensée se résume en un seul désir, désir égoïste, désir ardent et presque féroce : qu'on le laisse tranquille dans son coin et seul.

Comme il arrive dans certaines migraines, l'odorat se surexcite et devient d'une exaltation, d'une susceptibilité par trop ironique, vraiment ; le pauvre ne perd pas une miette des odeurs de cuisine qui montent de la cambuse, des vapeurs d'huile chaude qui se dégagent par les écoutilles de la chambre des machines , de la fumée de charbon de terre, ou, si la chose se passe sur un voilier de pêche, des vieilles odeurs de poisson pourri qui suintent des flancs du bateau, mêlées à l'odeur fade et rance des suroits imperméables passés à l'huile de lin. Ce moment décide presque toujours de la révolte finale de l'estomac ; les tempes sont comme figées et serrées brutalement dans un poignet de fer ; la respiration devient courte, anxieuse ; en vain tâche-t-on à humer de larges lampées d'air : il semble que l'air n'arrive pas jusqu'aux poumons et que l'on va étouffer. Des sueurs froides se propagent, de place en place, par tout le corps ; les mains sont moites, les bras de plomb, les doigts de laine ; les paupières tombent, comme flétries ; le regard se durcit, comme comprimé par les pupilles anormalement resserrées : et toujours ce tourbillon rouge creusant son entonnoir au fond du cerveau, où il semble qu'on va, tout d'un coup, piquer une tête et s'affaler à plat en un paquet de chairs flasques, comme une méduse !

Cet état de torpeur dure plus ou moins long-temps suivant les sujets. Nulle réaction, désormais, contre les mouvements du bateau. On se blottit désespérément dans un coin d'où l'on ne bougerait pas pour un boulet de canon. On est alors, disent les mathurins, « entêté et paquet comme un sac de pommes de terre ». Il y a des gens qu'on pourrait piétiner, battre à tour de bras, qui ne « pouffeteraient » pas. C'est l'instant le plus terrible et le plus douloureux qu'il faille traverser. Les instincts les plus profonds, l'amour maternel, l'amour filial, les convenances les plus élémentaires, les sentiments de pudeur ont disparu. Les marins racontent là-dessus, à qui veut les entendre, bon nombre d'histoires salées, d'aubaines invraisemblables usurpées sans coup férir et haut la main sur de

jolies mais infortunées victimes, qui se conten-
taient de répondre par un vague : « Tout ce
que vous voudrez, pourvu qu'on ne me bouge
pas. » Sans aller toujours jusqu'à ces fâcheuses
extrémités, il est certain que beaucoup de pa-
tients feraient à ce moment-là des bassesses pour
atterrir quelque part. L'instinct de conservation,
le plus puissant et le plus têtu de tous, sombre parfois dans un tourbillon de morne désespoir. « Je-
tez-moi à la mer ! » est un cri que connaissent
bien les officiers et l'équipage des bâtiments
accoutumés à de longues traversées.

Pour les philosophes, ceux qui toutefois ont
le pied marin, c'est une étude, peu consolante à
la vérité mais quand même très profitable, que
celle des bas-fonds insoupçonnés d'égoïsme, de
férocité et de lâcheté tapis sous le marais dor-
mant des cœurs, et étalés brusquement au grand
jour, sans contrainte aucune, sur le pont d'un
bateau, entre deux nausées.

Brusquement, comme un coup de foudre,
l'estomac se soulève : il semble qu'un seau de
glace vous tombe sur la poitrine. C'est la fin. Il
n'y a plus qu'à courir vers le bord, si l'on en a
le temps, ou mieux, par un restant de coquet-

terie, à s'armer de son mouchoir. Il semble que
toute l'âme s'en aille, poussée dehors brutalement, par la bouche, par le nez, par les oreilles
et par les yeux; il y a des instants où l'on croit
que la peau, de la tête aux talons, va se décol-
ler et se retourner comme un gant; et puis, sur
un dernier hoquet, tout se referme, bouche,
nez, yeux et oreilles, tout se remet en place;
la joie, l'espoir se précipitent à flots pour com-
bler le vide qui s'est creusé du haut en bas du
corps : il y a là un instant de répit plus ou
moins long, suivant que la période d'affaisse-
ment s'est plus ou moins prolongée, mais délicieux, exquis, toute l'activité refleurie comme
par enchantement, les yeux, de fanés qu'ils
étaient, rajeunis et tout pétillants d'aise : on a
envie d'embrasser les passagers les plus abhor-
rés naguère, l'équipage, le capitaine et le nègre
du bord; on regarde les vagues par défi et de
tout près, les yeux dans les yeux; on allume
triomphalement une cigarette : bref, on fait des
folies jusqu'à ce que l'ennemi revienne à la
charge et vous fige, en passant, de ses doigts de
glace, le bout du nez, la fine pointe des oreilles
et le sourire au bord des lèvres.

Le mal a des reprises plus ou moins nombreuses, suivant l'âge et surtout la nature des sujets. En général, la prostration qui suit la première attaque est plus longue que la précédente et plus douloureuse. Heureux ceux qui ont une rechute presque immédiate! Ils en seront quittes pour une violente migraine, mais passagère, une constipation quelque peu sournoise, et un peu de mauvais goût dans la bouche; mais ils ont chance, petit à petit, surtout s'ils font une traversée de longue haleine, de « s'amariner ». Quant aux pauvres qui, le long de la route, ne « dévomissent » pas, ils n'ont qu'à prendre le parti — car on s'accoutume à tout — de vivre en la moins mauvaise intelligence possible avec leur ennemi : tristes larves, désespérées et loqueteuses, ils effraieront les âmes pitoyables du spectacle de leur mine hâve et verdâtre, et, avec leur peau couleur de bronze passé, ils auront l'air de leur buste.

Terminons cette description à peu près exacte, encore que très atténuée, par quelques remarques d'ordre général, que nous avons recueillies chemin faisant, sur nous-même, sur nos compagnons d'infortune, ou au cours de nos lectures.

On est plus malade sur un bateau à roues que sur un bateau à voiles et sur un bateau à hélices que sur un bateau à roues; le tangage est aussi, dit-on, plus pernicieux que le roulis; mais comme d'ordinaire les deux mouvements sont habilement combinés, il est difficile d'établir nettement la part qui revient à chacun d'eux dans cette robuste et infatigable collaboration.

On prétend aussi qu'un soleil vif et une mer plate produisent moins facilement le mal qu'un ciel couvert et un gros temps. C'est affaire de tempérament, puisque nous avons éprouvé pour notre part exactement le contraire. Le doux clapotis de l'atterrage, sous la pesée d'un soleil de plomb, nous a maintes fois, et très durement, éprouvé, tandis que la tourmente, au large, nous laissait relativement un long répit. Ne cite-t-on pas, du reste, des gens qui ont eu le mal de mer sur le lac de Genève et sur la Seine, en bateaux-mouche?

Ce qui est plus certain, c'est l'innocuité absolue de cette affection. La preuve en est dans la rapidité miraculeuse, foudroyante — foudroyante comme est la venue du mal — de la convalescence, sitôt qu'on a mis pied à terre.

On a même été jusqu'à préconiser le voyage en mer, surtout et y compris les accidents qui l'accompagnent, dans un certain nombre d'affections nerveuses, par exemple l'hypocondrie, et dans les maladies du foie et de l'estomac. A coup sûr, le mal de mer est excellent contre l'obésité. Un de ses symptômes les plus persistants est en effet l'amaigrissement : sans aller toujours jusqu'au cas de cette religieuse qui, après dix mois de traversée, à l'époque où les voyages se faisaient en navire à voiles, arriva en Australie à l'état de véritable squelette, on peut constater, du moins, une véritable déperdition de substance, variant entre 2 kil. 1/2 et 6, voire même 10 kil. suivant la longueur du trajet.

Les matières éliminées par les vomissements étant de celles que l'estomac depuis longtemps refusait de s'assimiler, — et se recommandant du reste assez par leur odeur toute particulière, — odeur qui est exactement la même chez les passagers de première, seconde et troisième classe, il est évident qu'ils n'ont ni les uns ni les autres rien à regretter et qu'à se dire, faisant contre mauvaise fortune bon cœur : Bon débarras !

En tous cas, les femmes enceintes, surtout au début et vers la fin de leur grossesse, feront bien de s'abstenir, pour des raisons faciles à comprendre, de tout voyage en mer.

Les enfants en bas âge sont, en général, à l'abri du mal de mer. Il est vrai que les oscillations du bateau ne peuvent guère bouleverser en eux des notions d'équilibre qu'ils ne possèdent pas. Ils sont inconscients du monde extérieur et trébuchent avec autant de désinvolture sur la terre ferme que sur le pont d'un bateau. Puis, vivant constamment dans les bras de leur maman ou de leur nourrice, ils jouissent sans s'en douter d'un excellent système de suspension, d'autant plus parfait qu'il est plus naturel. Pourquoi les « grandes personnes » n'useraient-elles pas de ce moyen si simple ? Si l'on a la bonne fortune d'avoir près de soi, sur le bateau, un être aimé et qui vous aime, il n'y a qu'à se faire câliner, dorloter, bercer de ses bras charmants : peut-être même, en ce dernier cas, y a-t-il encore un remède plus spécifique : mais n'anticipons pas sur la deuxième partie de notre étude.

Les animaux ne sont pas exempts du mal de mer. Les chiens vomissent du sang. Les chevaux et les bœufs ne vont pas jusque-là, mais ils en perdent l'appétit si complètement qu'ils en meurent. Le seul qui ait vraiment à cet égard le plus de ressemblance avec l'homme et passe par tous les états de mélancolie, d'aigreur, de marasme et de torpeur que nous avons signalés, jusqu'à et y compris la nausée finale, c'est le cochon.

II

Avant de donner la liste des principaux remèdes utilisés contre le mal de mer, cherchons à nous rendre compte brièvement des causes qui le déterminent, à seule fin de savoir si, le cas échéant, il n'est pas possible de modifier ces causes et par suite d'en atténuer ou même d'en détruire les effets.

Constatons, en passant, la parenté très étroite qui relie le mal de mer à certaines affections analogues : par exemple, le vertige qu'éprouvent en chemin de fer ou même en voiture certaines personnes, surtout quand elles sont assises le dos tourné à la direction dans laquelle se produit la marche; les nausées que procurent aux débutants les chevaux de bois et souvent les vrais chevaux, la valse, la balançoire, etc.; enfin, le « mal de tremblement de terre », le pire de tous, au dire de personnes autorisées, et le « mal de chameau », cauchemar du voyageur, qui retrouve en terre ferme avec épouvante la houle redoutable, combinaison savante du tangage et du roulis; nous avons tenu à l'expérimenter nous-même et nous pouvons affirmer que « le vaisseau du désert » opère absolument comme ses confrères de l'Océan.

« La cause principale du mal de mer provient, a dit un docteur, de la méprise cruelle et continue à laquelle nous sommes en proie pour opérer les mouvements nécessaires à maintenir notre équilibre. » En effet, nos organes, dès que nous avons mis le pied à bord, sont affolés. C'est tout un système de mouvements nouveaux qu'il faut inaugurer, mouvements auxquels nos muscles doivent s'accommoder, et ce travail d'accommodation, rompu à tout instant par la marche désordonnée et les évolutions imprévues du bateau, produit un tiraillement incessant, sourdement douloureux, sur les ligaments et les membres qui les soutiennent; les parties flottantes du bas-ventre et les viscères dans l'abdomen sont continuellement déplacés; le diaphragme qui est, comme chacun sait, un véritable balancier, rythmant la respiration, s'efforce inutilement de se mettre en mesure avec les oscillations du navire : d'où un malaise général, une perturbation dans le battement régulier de la vie, un ébranlement nerveux qui se propage jusqu'au cerveau, y trouble le sens si fragile de l'espace, et y produit une brusque anxiété qui se répercute de là dans tout l'organisme; ajoutez à cela « l'espèce d'agacement que cause sur les nerfs optiques cette impossibilité où l'on est de bien fixer les objets qui n'apparaissent que tremblants ou vacillants » ; l'effarement des yeux, épris d'immobilité, accoutumés à l'ordre, à la succession des images, et qui embrassent d'un seul coup une immense étendue de vagues, dispersées, éparpillées à l'infini en mouvements différents et contraires; joignez-y la trépidation de l'hélice qui vous donne comme de petits coups de marteau, secs, sous les talons; les plongeons effroyables du navire dans un coup de tangage; les odeurs de goudron et d'huile surchauffée que l'odorat, exalté, exagère encore; le va-et-vient monotone des passagers; l'attirance vertigineuse de ce gouffre dont vous ne pouvez détacher vos yeux; et vous vous étonnerez encore que, guetté par tant de forces ennemies, le corps ne succombe pas plus vite et ne subisse pas de plus âpres souffrances, sous la pesée monstrueuse de toutes ces étranges, inouïes et furieuses sensations nouvelles.

Et maintenant que nous connaissons le mal, dans ses effets et dans ses causes, essayons, coûte que coûte, d'y trouver un remède.

DEUXIÈME PARTIE

Traitement du mal de mer.

Etant donné que le mal de mer provient en sa cause essentielle des mouvements combinés du tangage et du roulis, on a cherché — sinon à supprimer entièrement, ce qui est impossible, — au moins à amortir ces oscillations, tant en installant à bord des appareils spéciaux qu'en modifiant les systèmes de construction des navires. C'est ainsi qu'on a lancé, mais sans grand résultat pratique, des bateaux-radeaux, des bateaux-îlots, véritables léviathans, sur lesquels des régiments entiers de voyageurs et les trains qui les avaient amenés pouvaient prendre passage. La reine Victoria, elle, possède un yacht qui résiste assez bien à la mer par suite d'une ingénieuse combinaison du système des roues et du système de l'hélice. Il est évident que le bateau est ainsi mieux appuyé et roule moins.

Mais nous savons, par des indiscrétions, que, si l'illustre reine est sortie indemne de bien des traversées, elle le doit beaucoup moins aux qualités de son yacht, si bien « appuyé » soit-il, qu'à un certain petit whisky tout à fait ravigotant, et d'un « appui » moral merveilleux, il paraît.

En fait d'appareils spéciaux, il est certain que tout appareil oscillant construit sur le principe du hamac, cadre suspendu, fauteuil à bascule, etc., sera excellent comme préventif et aussi, au besoin, comme palliatif du mal de mer. Le malheur est qu'on y subit ni plus ni moins qu'ailleurs le plongeon dans le vide, dans les forts coups de tangage.

Pour ceux la plupart qui n'ont point tel ou tel appareil à leur disposition et qui, néanmoins, un peu délicats, se sentent envahis d'une morne inquiétude, il faut, dès l'abord et sans hésiter, se coucher tout du long, n'importe où, et dans le sens du mouvement. De préférence, s'ils peuvent le faire, au pied même ou le plus près possible du grand mât. Les bourdonnements d'oreille et la céphalalgie ne tarderont pas à disparaître. Quant à savoir s'il faut se coucher sur le dos, sur le ventre, sur l'un ou l'autre côté, le problème n'a pas la moindre importance : selon qu'il leur sera le plus agréable, selon surtout l'habitude qu'ils en ont : l'important, en effet, dans cette vie toute nouvelle est de sauvegarder le plus possible ses habitudes, que le corps, pris au dépourvu, ne se trouve pas au demeurant par trop dépaysé.

§ Se bander les yeux, au besoin, pour éviter le vertige.

§ Surtout s'installer à une place où l'on se sente bien entouré, « calé » par n'importe quoi ; choisir, s'il se peut, un angle ; laisser le moins de prise possible aux ballottements du corps.

§ Conseil qui s'adresse principalement aux dames : éviter ce qui peut entraver la libre circulation du sang ; retirer de bonne heure corset, ceintures, jarretières, etc.

§ Les messieurs feront bien au contraire de se serrer violemment le ventre, sans toutefois comprimer la poitrine, avec une ceinture de laine ou de flanelle : une simple serviette, à défaut, suffira. L'essentiel est que le corps ait ainsi un point d'appui.

§ Les anciens médecins recommandaient de s'appliquer une large feuille de papier blanc sur l'estomac. Selon Bacon, il faut porter un sac de safran autour de la poitrine. Tout simplement parce que le safran ainsi appliqué forme une ceinture très chaude et qui peut être en effet d'un emploi utile pour combattre le froid très vif produit dans la région épigastrique par les premières atteintes du mal.

§ Autre formule de sachet aromatique : « Prenez canelle, clous de girofle, noix muscade, de chacun deux drachmes ; safran une drachme ; pilez le tout dans un mortier et le passez au travers d'un tamis de soie ; il faut ensuite étendre cette poudre entre deux couches minces de coton cardé qu'on couvre de taffetas pour en former un petit matelas piqué de huit pouces en carré. Porter ce matelas entre la chair et la chemise, sur la fossette de l'estomac ; l'assujettir avec des rubans de fil ou de soie qui seront cousus à chaque pointe du sachet. »

§ Si l'on ne se sent pas la force de réagir, — ce qui pourtant serait préférable, à tous égards, — on peut s'appliquer sur le ventre l'emplâtre dont la formule suit qui procure un doux assoupissement, et parfois quelques heures de bon sommeil :

Emplâtre diachylon ⎫
  —   thériaque ⎬ ââ 2 parties.

Extrait de belladone, 1 partie.

F. s. a, un épithème de 0,12 de diamètre.

(Guéneau de Mussy)

§ Prendre l'habitude de respirer à longues gorgées et en ouvrant toutes grandes la bouche et les narines. Régler le rythme de sa respiration autant que possible sur le rythme des mouvements du bateau. Supposez que ce soit un être vivant : l'inspiration se ferait quand, dans un coup de tangage, le bateau plonge de l'avant ; l'expiration pendant qu'il remonte.

Comme l'on le voit, par ce conseil et par d'autres qui suivent, il est possible de lutter, au moins au début, contre l'envahissement progressif et régulier du mal. Se laisser aller est un mauvais système, le plus mauvais, croyons-nous. « Essayons toujours, nous verrons bien ! »

§ Chanter tant que l'on pourra, à tue-tête, hurler même, pour peu que les voisins le supportent, des chansons, mais toujours dans le

rythme des mouvements du bateau. Eviter les
refrains de café-concert qui n'ont que trop de
tendances à affadir le cœur et à abrutir le cerveau : quelque bonne, saine et rude chanson
populaire de paysan ou de mathurin fera fort
bien l'affaire.

§ Ayez l'œil vif comme un basilic. Très
important, pour deviner et produire en temps
voulu la preste série de mouvements nécessaires
au maintien de votre équilibre. (Car si vous
voulez être brave, vous resterez debout jusqu'à
la dernière extrémité.) Tenez les yeux fixés de
préférence sur la ligne de l'horizon, d'abord
parce que plus loin sera votre regard, moins
vous apercevrez les fluctuations des vagues ;
puis ce point fixé, bien déterminé, servira de
contrôle aux efforts musculaires multiples que
vous serez obligé de produire, à jet continu.
Tenez-vous bien droit, mais sans roideur, les
jambes écartées, face à l'avant ; quand le navire
pique du bec dans la lame, penchez-vous
fortement comme si vous alliez tomber avec
lui ; quand il remonte, jetez tout le corps en
arrière ; peu à peu, vous accomplirez ces mouvements presque machinalement, et disparaîtra

vite, en attendant, ce *trouble* perfide, cette confusion des muscles, qui paralyse le cerveau et précipite la venue du mal.

Le tout est de se mettre vaillamment, séance tenante, à cette éducation des sens, désarçonnés et mutinés en vieux routiniers qu'ils sont, par cette avalanche d'imprévu, tombant en douche glacée sur leurs vieilles petites habitudes. Hardi là ! De la volonté et le mal reculera tant et si bien qu'il finira par disparaître.

§ Tout travail corporel est bon, quel qu'il soit, fût-ce de compter les nœuds d'une échelle de cordes ou les clous du plancher; ou encore, comme le conseille un médecin, de tenir un verre d'eau plein jusqu'au ras, en guignant toutes les oscillations du navire, et en les prévenant, que pas une goutte ne déborde du verre.

§ Petit avis dont feront bien de profiter le, la, ou les amis du malade, mieux partagés que lui. Se donner bien garde de lui dire quoi que ce soit, ou d'avoir l'air seulement de s'occuper de lui. Toute marque de sollicitude lui fait l'effet d'une injure personnelle, quand elle ne va pas — ce qui arrive fréquemment — jusqu'à hâter le dénoûment. Donc à ceux qui sont dans « l'état voisin » donner, ce qu'ils demandent du reste, la paix la plus profonde.

§ Cependant, si le mal est d'un caractère plutôt bénin, et si l'ami voit qu'il y a intérêt pour le malade à être soulagé le plus promptement possible, qu'il n'hésite pas lui, ami, à jouer le rôle d'agent provocateur. Il se fera rabrouer, n'importe. C'est avant tout une question de tact et d'à-propos. Du reste, le patient, s'il a tant soit peu de courage, pourra mécaniquement lui-même accélérer l'issue. Il en est de certains accès de mal de mer comme de certaines passions vives : s'y livrer âprement, en forcené, est encore le meilleur moyen qui soit d'en user l'énergie, et par conséquent de les tuer.

§ Toujours à l'adresse des amis du patient : dans un cas grave, lorsque le malade à bout de souffrance et sans nul soulagement est réduit peu à peu à l'état de méduse, ne pas hésiter à provoquer une réaction chez lui et par tous les moyens ; s'inspirer du remède généralement adopté pour faire passer le hoquet ; toute impression un peu brutale, de frayeur ou de colère,

sera excellente; au besoin aller jusqu'à se battre. On en a vus parfaitement guéris de la sorte.
Combien de fois, au plus fort de nos misères,
avons-nous souhaité nous-même que quelque
chose surgisse d'extraordinaire et qui fasse diver-
sion, un péril quelconque, voire même un
naufrage...?

§ Il est bien entendu que tout ce qui peut
exalter et fortifier artificiellement la volonté, ou
si l'on préfère, le système nerveux, est excellent.
Encore faut-il choisir.

Les mathurins, si on les consulte, vous disent,
d'accord en cela avec les vieux médecins de
l'école de Salerne : « Avalez de l'eau de mer —
ou, si l'eau de mer vous dégoûte, de l'eau toute
simple, coupée d'un peu de vin. » Mais ils ont
soin d'ajouter : « à la mode anglaise : un rien
du tout de sirop de grenouilles dans énormé-
ment de vin », le tout avalé d'une lampée,
et ce qui vaut mieux encore, à la régalade.

§ Il y a une chose certaine, c'est que le vin et
notamment les vins toniques, comme le vin d'ab-
sinthe, le vin de coca et surtout l'élixir de coca Ma-
riani, font des cures admirables dans beaucoup
de cas de mal de mer, par l'action immédiate

et stimulante qu'ils exercent sur les nerfs et, par leur entremise, sur la volonté.

§ A plus forte raison toutes les liqueurs alcooliques et excitantes comme le café, le thé, etc.; joignons-y le girofle, la menthe sous toutes ses formes. Ah! si l'on pouvait avaler seulement une de ces soupes à l'ail, au poivre et au piment, avec quoi les vieux loups de mer se « calent » les joues avant de se « caler » le cœur!

§ Le mieux est de boire, sitôt qu'on se sent mieux, un léger petit bouillon, brûlant et dégraissé, et un verre de champagne aussi glacé que possible.

§ Si toutes les remarques précédentes ont été inutiles, si le mal, tenace, s'obstine, en dépit de toute volonté, à poursuivre son œuvre de rongeur, il n'y a plus qu'à consulter la petite liste qui suit de médicaments énergiques et presque toujours efficaces. Mais il ne faut les employer qu'en dernier recours, — surtout les derniers, destinés principalement aux affections d'un caractère grave et rebelle.

§ Sous forme de pilules : mélange à parties égales de sulfate de quinine et d'acide tartrique.

(Sémanas)

§ Sulfate de quinine, seul, à la dose d'un gramme (avant l'embarquement).

(Richet).

§ Sirop de chloral, de 2 à 4 grammes, une cuillerée à café, deux tout au plus : procure un anéantissement nerveux où s'éteint toute souffrance aiguë, et amène parfois le sommeil.

(Pritchard, Giraldès).

§ Eau chloroformée : dix à douze gouttes dans un verre d'eau.

(Landerer).

§ Opium, sous forme d'extrait thébaïque, à la dose de 0,005 milligrammes à 0,01 par heure (à condition que le malade ne soit pas sujet à la constipation).

§ Surtout, mélange de chloralamide et de bromure de potassium, connu sous le nom de *chlorobrome* (Gunning) à la dose de 30 grains de chloralamide et 30 de bromure de potassium par once. — En prendre d'une à une cuillerée et demie toutes les 5 minutes, jusqu'à concurrence de 4 à 6 drachmes ; manger le moins possible, et ne boire que du thé ; rester couché en attendant que la potion agisse.

§ En cas de résistance par trop acharnée du mal, se faire faire par le médecin une injection hypodermique selon la formule suivante :

Sulfate d'atropine . . .   o gr. 02
Sulfate de strychnine . .   o gr. 04
Aqua menthe piper. . .   40 grammes.

On peut refaire une seconde injection deux heures après, et même une troisième, également à deux heures d'intervalle. Mais il ne faut pas aller plus loin que trois injections.

§ En passant, recommandons aux malades d'éviter l'emploi de l'antipyrine dont les propriétés mal définies n'ont du reste ici qu'une efficacité très médiocre.

§ L'accès une fois terminé, il reste généralement dans la bouche un goût amer : se gargariser avec de l'eau additionnée de jus de citron ; quant aux brûlures ressenties au creux de l'estomac et connues en médecine sous le nom de *pyrosisme,* on les combattra aisément en faisant usage de bicarbonate de soude.

CONCLUSION

Somme toute, les remèdes sur lesquels on doit le plus compter sont les remèdes préventifs, et, parmi ces remèdes, en première ligne, la volonté, le désir obstinément tendu de lutter vaille que vaille et jusqu'au bout contre l'envahisseur.

Comment procéder ? C'est à chacun à dresser son plan de bataille, suivant ses forces et celles de l'ennemi.

Qu'il nous suffise d'avoir appelé l'attention du lecteur sur cette action plus qu'efficace de la volonté dans le traitement du mal de mer. Nous en avons mainte et mainte fois tenté l'expérience sur nous-même, et presque toujours avec succès. Puisse notre absolue confiance se communiquer à quelques-uns et leur venir en aide !

Et que ceux-là ne craignent pas trop qui, pauvres diables ou diablesses, rebelles à toute médecine, sont voués sans rémission et à perpétuité au mal de mer. Qu'ils se consolent, qu'ils se ragaillardissent à l'ombre de cette bonne vieille vérité banale, que de tout mal il sort un bien; que s'il en est peu d'aussi cruel que le nôtre, et où les crises soient plus aiguës, il en est peu aussi qui offre de si admirables compensations et, à tout prendre, des instants de répit aussi délicieux. Qui ne se rappelle, quand le supplice s'évanouit, ces exquises et brèves convalescences qui duraient un quart d'heure, dix minutes, souvent moins! Mais aussi quel bien-être miraculeux! Quelle joie splendide, montant en tiède bouffée des entrailles au cerveau, et s'y épanouissant, magnifique! Comme on se tâte la poitrine, précieusement, gaîment, ravi de se retrouver, avec un petit rire de triomphe! « Hé! hé! » Et ce bon regard jeté sur les voisins! Autant on les haïssait tout à l'heure, autant à présent on les aime. Allons, il y a encore de bons moments dans le mal de mer!

Et puis, on a beau dire, en dépit des grognons, il y a une façon allègre et pimpante de le porter, son mal : oui, fût-ce aux pires instants : cavalièrement, un sourire en cocarde au coin des lèvres, à la française, quoi

DERNIÈRES NOUVEAUTÉS

Alice d'ALBERTI

LETTRES A MON GENDRE, 1 vol. in-16, 3 50

Avant que toutes les belles institutions du passé aient complètement disparu, avant que ce qui fut : le Foyer, l'Amour, la Famille, ne soit plus que lointains souvenirs, une femme courageuse, Madame ALICE D'ALBERTI, a voulu se donner le plaisir d'écrire le rêve exquis du bonheur en ménage. Elle a traité, dans les *Lettres à mon Gendre*, cette délicate question de l'amour conjugal et nous montre, dans cette correspondance, le tableau charmant de ce que pourraient être les ménages d'hier et de demain, si les nids de ces jeunes couples n'étaient bâtis trop hâtivement, entre deux valses, sur un barreau de chaise doré. Elle ne craint pas de saper hardiment la nouvelle manière de se marier ; elle le fait du reste avec une verve malicieuse, à côté de laquelle la sagesse et la délicatesse de sentiment font merveille.

Peut-être ce nouveau livre donnera-t-il aux délicats la vision heureuse du bonheur. Il est écrit pour eux et ce serait dommage qu'il ne leur tombât pas sous les yeux.

AMOUR SAUVEUR, 1 vol. in-16 . . . 3 50

Paul OLIVIER

CENT POÈTES Lyriques, Précieux ou Burlesques du XVIIe siècle, avec, en guise de préface, un poème de Jean Richepin, 1 vol. in-16 . . . . 4 »

Georges de LYS

OFFICIER ET SOLDAT (ouvrage couronné par
l'Académie française et honoré de souscriptions
ministérielles), 1 vol. in-18 . . . . 3 50

Le livre de M. Georges de Lys se recommande spéciale-
ment par son amour profond du soldat, par son soin à
se maintenir dans la tâche de l'officier de troupe ; il traite,
avec générosité et chaleur d'âme, les questions dans les-
quelles se trouvent en contact chef et subordonné, et tire
d'exemples vécus des renseignements féconds.

Georges SERVIÈRES

LA MUSIQUE FRANÇAISE MODERNE.
— César Franck, Edouard Lalo, Jules Massenet,
Ernest Reyer, Camille Saint-Saëns, *édition ornée
de cinq portraits et suivie du catalogue* COMPLET
des œuvres, 1 vol. in-18 . . . . 3 50

A. DANDELOT

**LA SOCIÉTÉ DES CONCERTS DU CON-
SERVATOIRE, DE 1828 A 1897**. Les
grands concerts symphoniques de Paris, 1 vol.
illustré 3 50

Octave d'ASSAILLY

HISTOIRES DE L'AUTRE MONDE, 1 vol.
in-18 . . . . 3 50